Intervallfasten 16 : 8

16 Stunden nichts essen - 8 Stunden 2 Mahlzeiten

Ernährungstagebuch

auch für Diabetes Typ 2

Renate & Uwe H. Sültz

Bücher von A bis Z

AF285039

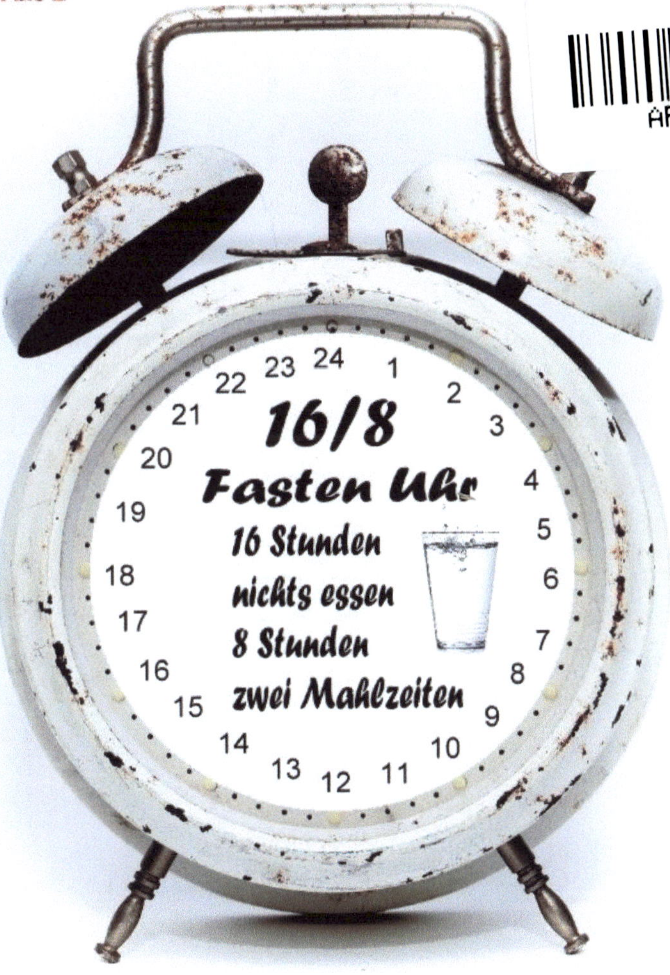

16/8
Fasten Uhr
16 Stunden
nichts essen
8 Stunden
zwei Mahlzeiten

22 23 24 1 2 3 4 5 6 7 8 9 10 11 12 13 14 15 16 17 18 19 20 21

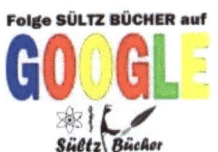

Bibliografische Information durch die Deutsche Nationalbibliothek
Die Deutsche Nationalbibliothek verzeichnet diese Publikation in der
Deutschen Nationalbibliografie; detaillierte bibliografische Daten
sind im Internet über http://dnb.dnb.de abrufbar.

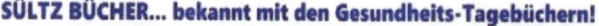
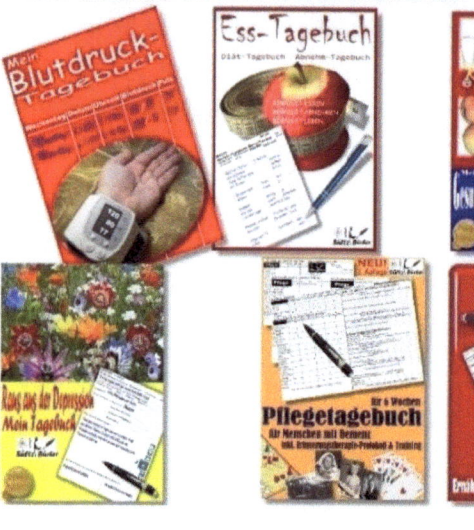
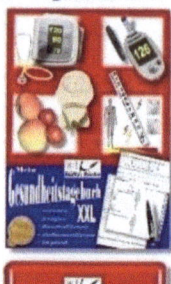
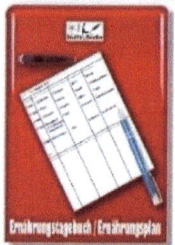
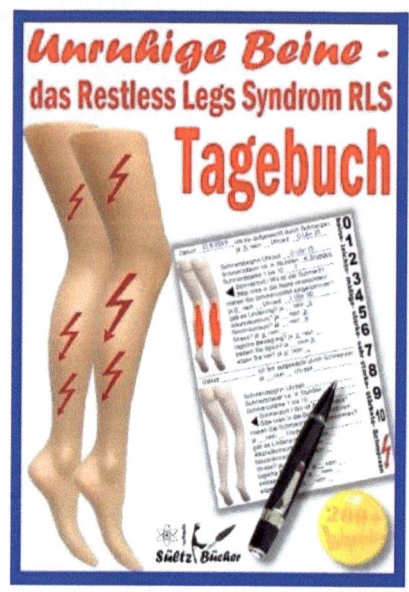
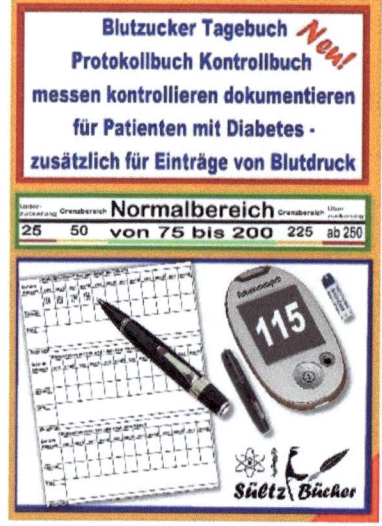
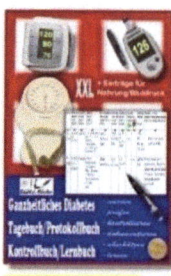
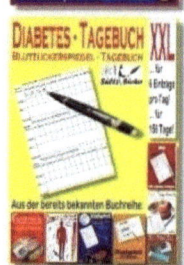
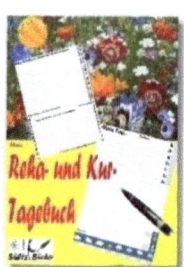
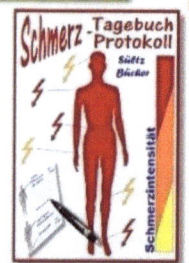
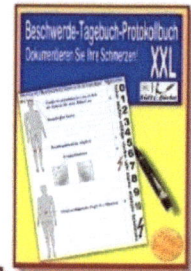
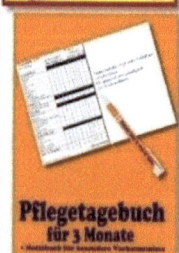
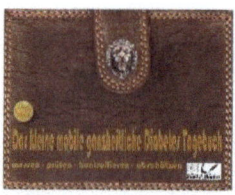
© 2022 Renate & Uwe H. Sültz
Herstellung und Verlag:
BoD – Books on Demand, Norderstedt
ISBN 9-78375-6-82210-2

Vorwort und Erklärungen:

Vorweg schicke ich, abgebildet auf dem Buchcover sind Pommes und ein Bier, meinetwegen auch Pommes Schranke, also rot weiß, noch genauer: mit Mayo und Sauce. Das geht, aber nur hin und wieder! Soll heißen, das 16 zu 8-Intervallfasten nennt sich zwar Fasten, ist ja keine klassische Diät, sondern eine Ernährungsform. Der Körper benötigt in der Regel zwei bis drei Wochen, um sich an die neue Ernährungsform zu gewöhnen. Erst dann zeigen sich erste optische Erfolge. Wie lange sollte das 16:8-Intervallfasten dauern? Grundsätzlich gibt es keine zeitliche Beschränkung, solange der Körper das bekommt, was er braucht. Wenn man will, kann das Prinzip "16 Stunden nichts essen – 8 Stunden normale Nahrungsaufnahme" ein Leben lang durchgehalten werden. Und selbst wenn Sie nur Tage, Wochen oder Monate nach diesem Prinzip leben, Sie tun Ihrem Körper gutes. Und da sind wir wieder beim Pommes und Bier Buchcover, ja, man kann das Intervallfasten pausieren, man kann an Oma Sigrids Geburtstagsparty teilnehmen, auch ein Bier ist gestattet, aber der Turbo zum Abnehmen ist es nicht. Eine Studie hat gezeigt, dass die Studienteilnehmer ihr Körpergewicht bereits nach vier Wochen im Durchschnitt um 3,5 Kilogramm reduzierten. Sie nahmen auch an viszerales Bauchfett ab. Es umgibt die Organe und gilt als gesundheitsgefährdend, da es Herz-Kreislauf-Erkrankungen hervorrufen kann. Weitere Studien haben gezeigt, dass Intervallfasten offenbar vor Diabetes (Typ 2) schützen kann. Besser noch, es kann vorhandenen Diabetes (Typ 2) senken.

Es gibt 3 Methoden des Intervallfastens:

16:8-Methode: Zwischen der letzten Mahlzeit des Vortages und der ersten Mahlzeit des Tages liegen 16 Stunden. In den acht Stunden, in denen man essen darf, werden zwei Mahlzeiten zu sich genommen.

5:2-Methode: An fünf Tagen in der Woche wird normal gegessen, an zwei Tagen nur sehr wenig.

1:1-Methode: (Alternierendes Fasten): Bei dieser Variante isst man einen Tag normal, am nächsten Tag darf man dann nur etwa 25 Prozent der sonst üblichen Energiemenge zu sich nehmen. So wechselt man immer zwischen "normalen" Tagen und Fastentagen.

Da ich selbst sehr erfolgreich mit der 16:8-Methode klarkam, beschränkt sich dieses Tagebuch auf diese Fastenform.

Ist denn Intervallfasten etwas Neues? Nein, schon seit der Steinzeit ist der menschliche Stoffwechsel auf Fasten-Phasen eingestellt. Herrschte Überfluss, dann aßen unsere Vorfahren alles, was da war, in Zeiten des Mangels blieb der Magen dafür einige Stunden oder Tage leer.

Der menschliche Körper übersteht nämlich längere Hungerperioden, indem er in verschiedenen Organen und Geweben Energiereserven speichert und bei Bedarf wieder mobilisiert. Allerdings reduziert er auch den Energieverbrauch und beginnt nach einigen Tagen, Eiweiß in den Muskeln abzubauen. Der entscheidende Unterschied vom Intervallfasten zu längeren Fastenkuren oder Crash-Diäten ist, dass der Stoffwechsel nicht gedrosselt und die Muskelmasse nicht abgebaut wird. Das ist sehr wichtig, denn dadurch wird der gefürchtete Jo-Jo-Effekt vermieden.

Durch das Fasten kommt es außerdem zu heilsamen biochemischen Veränderungen im Körper, etwa zu einem verbesserten Zucker- und Fettstoffwechsel: Es werden Stoffe ausgeschüttet, die Entzündungen dämpfen können.

Effizient ist die 16:8-Methode, wenn Sie entweder die Früh- oder Spätmahlzeit ausfallen lassen, sodass Sie 16 Stunden am Stück auf Nahrung verzichten. Der Turbo sozusagen. Wer zum Beispiel nach 17 Uhr nichts mehr isst, darf am nächsten Morgen um 9 Uhr wieder frühstücken. Der Stoffwechsel kommt dadurch jede Nacht in ein kurzes Fasten. Selbst wenn man bei den zwei verbliebenen Mahlzeiten mehr isst, schafft es der Körper nicht, so viele Kalorien zu sich zu nehmen, wie in drei Mahlzeiten - insgesamt ist die Nahrungszufuhr um fünf bis zehn Prozent gedrosselt. Das Potential, mit dieser Methode abzunehmen, ist wissenschaftlich belegt - und das hilft auch gegen mit Übergewicht verbundene Krankheiten wie Bluthochdruck oder Diabetes Typ 2. Ein weiterer angenehmer Nebeneffekt: Der Körper hat nachts weniger mit der Verdauung zu tun, was der Schlafqualität zugutekommt.

Aber ich bitte Sie, in den Phasen der Nahrungsaufnahme nicht mehr zu essen als gewohnt. Trinken soll man auch während des Fastens, aber nur kalorienfreie Getränke wie Wasser, dünne Gemüsebrühe, ungesüßten Tee oder maßvoll schwarzen Kaffee. Aus eigener Erfahrung sage ich, dass Sie bitte auch Light- oder Zero-Limonaden weglassen sollten, bei mir gab es danach viel bessere Leberwerte.

Bei Vorerkrankungen ist zwingend der Gang zum Arzt nötig: Obwohl Intervallfasten den meisten guttut, sollten einige Menschen Vorsicht walten lassen. Unbedingt vor Beginn den Arzt befragen sollte man bei niedrigem Blutdruck, Stoffwechselerkrankungen, chronischen Krankheiten, Krebserkrankungen und hohem Lebensalter. Intervallfasten ist eher nicht geeignet in Schwangerschaft und Stillzeit, bei Essstörungen wie Anorexie oder Bulimie und bei Untergewicht. Nicht angeraten ist es auch bei Migräne.

Der Turbo, um Gewicht zu verlieren ist: Vermeiden Sie körperliche Belastung, auch Stress, während des Fastens, bis Sie sich komplett an den neuen Rhythmus gewöhnt haben.

Essen Sie weiterhin normal, keine größeren Portionen. Um satt zu werden und zu bleiben, achten Sie auf genügend Gemüse (Ballaststoffe) und Eiweißquellen (Milchprodukte, Eier, Fisch, Fleisch, Hülsenfrüchte, Pilze oder Nüsse) zu jeder Mahlzeit. Keine Snacks zwischen den Mahlzeiten bitte! Kalorienfreie Getränke wie Wasser oder ungesüßter Tee helfen während der essensfreien Zeit, Hungerlöcher zu überbrücken. Machen Sie nach der ersten Mahlzeit einen kleinen Spaziergang oder treiben Sie ein wenig Sport, das hilft der Verdauung.

Wenn Sie das umsetzen, könnte eine Gewichtsabnahme garantiert werden. Meine persönliche Geschichte sah aber etwas anders aus, vielleicht treffen ja auch Dinge auf Sie zu:

Ich wurde 1960 mit dem Geburtsfehler Spina bifida geboren. Was versteht man unter Spina bifida? Eine Neuralrohrfehlbildung (Spina bifida) ist ein Geburtsfehler der Wirbelsäule. Die Wirbelsäule des ungeborenen Kindes bildet sich nicht normal aus. Manchmal sind das Rückenmark und die Nerven, die aus dem Rückenmark hervorgehen, von dieser Fehlbildung betroffen. Soll heißen, dass ich lediglich angepasste Sportarten hätte tätigen sollen. Das wurde bei mir allerdings nicht berücksichtigt. Während der Lehre war Fernseher schleppen angesagt, beim Umbau trug ich volle Eimer mit Schutt oder Speis und mehr. Heute sitze ich im Rollstuhl… „na, Dankeschön", sage ich. Aber wahrscheinlich wussten dies meine Eltern nicht im Einzelnen, die Erkenntnisse sind heute reichhaltiger. Mit 32 Jahren begannen dauerhafte chronische Schmerzen. 10 Jahre später kamen Lähmungen im Rückenbereich hinzu, Stress in vielen Bereichen kam auf. Der Teufelskreislauf war also schon Jahrzehnte im Gange. Hinzu kam die Gewichtszunahme durch Cola, Pommes und mehr. Mit einem Wert von 1500 mg/dl bin ich ins Zuckerkoma gefallen. Mein Gewicht lag bei 120 kg. Die Nieren versagten… Lungenentzündung… die Liste war lang. Dabei hätte ich es wissen müssen, denn ich war mit einer Ärztin verheiratet. In ihrer Familie hörte ich (meine Frau widersprach immer), dass man alles essen und trinken durfte, man muss eben nur spritzen… die Familienmitglieder sind kurze Zeit später gestorben, meine Frau hatte also doch recht.

Aber ich will noch leben, bin mit der Welt und meinen Ideen (mittlerweile über 700 Buchprojekte) noch nicht fertig, und so überlebte ich. … Die Zeit verging, die Umstellung von Cola auf Wasser klappte noch nicht. Na dann eben Zero. Aber die Leberwerte blieben hoch. Als schwerbehinderter Mensch (100 %, G, aG) erhalte ich in jedem Quartal Blutabnahmen. An dieser Stelle bedanke ich mich bei meiner Krankenkasse und bei meinem Hausarzt, dass beide für meine Gesundheit alles tun.

Dann sah ich im TV die Ernährungs-Docs und es machte endgültig „Klick"! Ganz konkret: An Spaziergängen oder gar Sport ist bei mir nicht zu denken. Meine Partnerin und Mitautorin ist eine sehr gute Köchin. Sie sorgt für eine ausgewogene Ernährung. Früher war bei mir Fastfood angesagt, heute freue ich mich über Wurzelgemüse, Eintöpfe und Co.

Und natürlich ließ ich Zero-Getränke ganz weg. Aber da sind wir wieder beim Buchcover mit Pommes und Bier. Hin und wieder ein Glas Almdudler oder Pommes mit Bratwurst und Senf genehmige ich mir. Auch das Stück Mokka Creme-Torte esse ich, aber mit Genuss und Bewusstsein. Soll heißen, sündigen geht, aber man verliert Erfolgstage, der Turbo ist das nicht. An meinem Beispiel sehen Sie, Stress weglassen ist leichter gesagt, als getan.

Kommt bei mir ein Hungergefühl auf, trinke ich sofort Wasser, ich bevorzuge spritziges Wasser mit echter Zitrone (ausgepresst oder Scheiben). Des Weiteren messe ich nicht jeden Tag mein Gewicht, es geht, wie gesagt, bei 0 Sport nur langsam runter. Meinen Blutzuckerwert messe ich täglich, ich möchte weder einen zu hohen Zuckerwert haben, noch in eine Unterzuckerung kommen. Bedenken Sie, auch Stress treibt den Blutzuckerwert nach oben, nicht nur das, was man isst und trinkt. Alkohol trank ich und trinke ich nie. Ein Wunschgewicht nenne ich nicht, wenn die Klamotten passen, bin ich zufrieden. Den täglichen Stress haben wir alle, das lässt sich wohl nicht ändern (Gaspreise, Strompreise, der Krieg usw.). Sündige ich, so habe ich kein schlechtes Gewissen, denn ich sündige mit Bewusstsein. Zum Schluss lasse ich mich überraschen, was es gebracht hat, was die Waage anzeigt und die Blutwerte aussagen.

Was sich verbessert hat:

Vorweg ist zu sagen, Sie sollten nicht nur Wert auf unschönes und krank machendes Bauchfett legen, sondern auch auf die Blutwerte, die Sie mit Ihrem Arzt besprechen sollten, um gesünder zu werden. 3 Beispiele meiner positiven Blutveränderungen: TRIGLYCERIDE – Sie sind auch eine Art von Fetten im Blut. Ein zu hoher Wert an Triglyceriden im Blut zeigt an, dass ein hohes Risiko für Gefäßverkalkung (Arteriosklerose) besteht. Arteriosklerose wiederum begünstigt die koronare Herzkrankheit, Herzinfarkte und Schlaganfälle. Mein Anfangswert lag bei 2295 mg/dl, nach 3 Monaten Intervallfasten war der Wert nur noch 336 mg/dl. Heute wird er noch tiefer sein. 200 mg/dl wären gut. GAMMA GT – Das ist mein Leberwert. Ist die Gamma-GT erhöht, zeigt das meist eine Leberzellschädigung an. Ursache kann zum Beispiel eine Virushepatitis, eine Leberstauung oder eine Leberzirrhose sein. Mein GGT-Wert lag zu Beginn bei 578 U/l. Nach 3 Monaten ist der Wert auf 96 U/l gefallen. Bis 60 U/l wären toll. CHOLESTERIN - Cholesterin ist ein unentbehrlicher Rohstoff für den menschlichen Körper: Es wird zum Beispiel zur Bildung bestimmter Hormone benötigt und ist ein wesentlicher Baustein der Zellmembran. Zu viel Cholesterin im Blut kann jedoch das Risiko für Herz-Kreislauf-Erkrankungen erhöhen. Mein Startwert lag bei 366 mg/dl und ist auf 156 mg/dl gefallen. 200 mg/dl wären in Ordnung. Hurra! Die habe ich geknackt! Und so lässt sich die gesamte Blutwerte-Liste abarbeiten. Verbesserungen gab es bei mir durchweg. Auch der Diabetes-Wert hat sich verbessert. Bei gleichbleibenden Medikamenten, die ich täglich einnehme, ist der Wert von 150 – 250 mg/dl auf 99 – 150 mg/dl gesunken. Ich persönlich kann aufgrund der Vorschädigungen nie kerngesund werden, aber doch gesünder als vor und kurz nach meinem Koma. Ich lebe jetzt bewusster und überlege, ob ich dies oder jenes in den Mund stecke.

Daher noch einmal gesagt: Starten Sie bei Bedarf das Intervallfasten. Es wird sich so, oder so für Sie und Ihre Gesundheit lohnen. Halten Sie durch! Werden Sie nicht nur Ihr Fett los, werden Sie gesünder, damit Ihre Familie noch lange etwas von Ihnen hat. Lassen Sie mindestens einmal im Jahr ein Blutbild machen und besprechen Sie die Werte mit Ihrem Arzt.

Unsere Gesundheitstagebücher haben eine sehr geringe Marge, weil wir Menschen helfen möchten, gesünder zu werden.

Das SÜLTZ BÜCHER-Team wünscht Ihnen Erfolg, Glück und vor allem Gesundheit auf Ihrem Weg.

Uwe Heinz Sültz

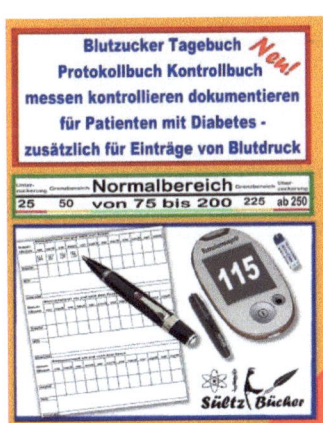

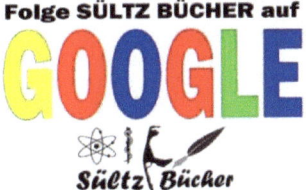

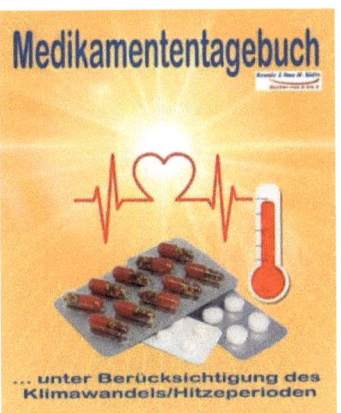

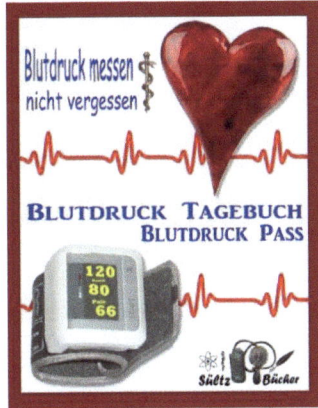

Diagramm

Wieviel wiege ich nach einem Monat?

Mein Gewicht

Tragen Sie hier Ihr aktuelles Gewicht ein. Zum Beispiel 98 kg. Tragen Sie dann darüber 98,5 kg ein, denn es könnte auch nach Pommes Currywurst nach oben gehen. Unter Ihren 98 kg gehen Sie um jeweils 0,5 kg nach unten.

kg

kg

kg

kg

kg

kg

kg

kg

kg

kg

kg

Tag 1 2 3 4 5 6 7 8 9 10 11 12 13 14 15
Fastentage

Wir wissen nicht wieviel Sie wiegen? Vielleicht trifft ja die angezeigte Gewichtsangabe zu. Machen Sie einen Punkt an Ihrem aktuellen Gewicht. Tag für Tag können Sie nun weitere Punkte einzeichnen. Wenn Sie eisern sind, so gehen die Punkte nach unten. Verbinden Sie nach 31 Tagen alle Punkte.

Trage Dein Gewicht in die Tabelle ein und staune nach 30 Tagen! Als Beispiel dient das Diagramm vom Autor Uwe H. Sültz (mit Blutwerten belegbar).

16 17 18 19 20 21 22 23 24 25 26 27 28 29 30 31 Ziel

So könnte Ihre Kurve aussehen, wenn alle Punkte miteinander verbunden sind. Denken Sie an TRINKEN, TRINKEN, TRINKEN... Bleiben Sie locker wenn es nicht sofort runter geht. Es wird klappen!

Datum _____ Mo Di Mi Do Fr Sa So

Mein Gewicht _____ kg

Bauchumfang _____ cm

Diabetiker/in?
Blutzuckerwert _____ mg/dl oder mmol/l

Start

ESSEN- UND FASTEN-INTERVALL

WANN, WAS UND WARUM HABE ICH GEGESSEN:

16/8 Fasten Uhr
16 Stunden nichts essen
8 Stunden zwei Mahlzeiten

1 Uhr
2 Uhr
3 Uhr
4 Uhr
5 Uhr
6 Uhr
7 Uhr
8 Uhr
9 Uhr
10 Uhr
11 Uhr
12 Uhr

hatte echt hunger hatte Stress habe nur so gegessen
mir war langweilig kann ich gar nicht richtig sagen

<u>Wohlbefinden:</u> leeres Gefühl im Magen

Kopfweh alles ok geht so _____

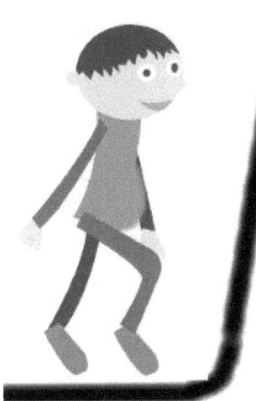

Ziel

Wasser dürfen Sie rund um die Uhr trinken! Limonaden, Zero, Bier, Kaffee mit Zucker, Alkohol, usw. gehören zum Essen-Intervall. Kommt ein Hunger-gefühl, sofort ein Glas Wasser trinken!

ESSEN- UND FASTEN-INTERVALL

WANN, WAS UND WARUM HABE ICH GEGESSEN:

22 23 24 1 2
21 **16/8** 3
20 **Fasten Uhr** 4
19 *16 Stunden* 5
18 *nichts essen* 6
17 7
16 *8 Stunden* 8
15 *zwei Mahlzeiten* 9
14 10
13 12 11

13 Uhr ○
14 Uhr ○
15 Uhr ○
16 Uhr ○
17 Uhr ○
18 Uhr ○
19 Uhr ○
20 Uhr ○
21 Uhr ○
22 Uhr ○
23 Uhr ○
24 Uhr ○

○ hatte echt hunger ○ hatte Stress ○ habe nur so gegessen
○ mir war langweilig ○ kann ich gar nicht richtig sagen

Wohlbefinden: ○ *leeres Gefühl im Magen*

○ *Kopfweh* ○ *alles ok* ○ *geht so* ○ _____

Datum _____ Mo Di Mi Do Fr Sa So

Mein Gewicht _____ kg

Bauchumfang _____ cm

Diabetiker/in?
Blutzuckerwert _____ mg/dl oder mmol/l

Start

ESSEN- UND FASTEN-INTERVALL

WANN, WAS UND WARUM HABE ICH GEGESSEN:

1 Uhr ⬤
2 Uhr ⬤
3 Uhr ⬤
4 Uhr ⬤
5 Uhr ⬤
6 Uhr ⬤
7 Uhr ⬤
8 Uhr ⬤
9 Uhr ⬤
10 Uhr ⬤
11 Uhr ⬤
12 Uhr ⬤

⬤ hatte echt hunger ⬤ hatte Stress ⬤ habe nur so gegessen
⬤ mir war langweilig ⬤ kann ich gar nicht richtig sagen

Wohlbefinden: ⬤ leeres Gefühl im Magen

⬤ Kopfweh ⬤ alles ok ⬤ geht so ⬤ _____

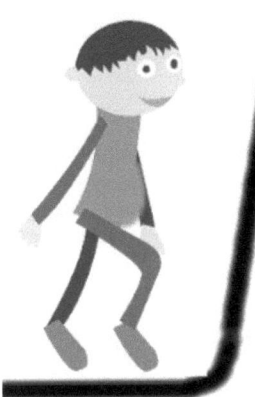

Ziel

Wasser dürfen Sie rund um die Uhr trinken! Limonaden, Zero, Bier, Kaffee mit Zucker, Alkohol, usw. gehören zum Essen-Intervall. Kommt ein Hunger-gefühl, sofort ein Glas Wasser trinken!

ESSEN- UND FASTEN-INTERVALL

WANN, WAS UND WARUM HABE ICH GEGESSEN:

13 Uhr ◯

14 Uhr ◯

15 Uhr ◯

16 Uhr ◯

17 Uhr ◯

18 Uhr ◯

19 Uhr ◯

20 Uhr ◯

21 Uhr ◯

22 Uhr ◯

23 Uhr ◯

24 Uhr ◯

◯ hatte echt hunger ◯ hatte Stress ◯ habe nur so gegessen
◯ mir war langweilig ◯ kann ich gar nicht richtig sagen

<u>Wohlbefinden:</u> ◯ leeres Gefühl im Magen

◯ Kopfweh ◯ alles ok ◯ geht so ◯

Datum _____ Mo Di Mi Do Fr Sa So

Mein Gewicht _____ kg

Bauchumfang _____ cm

Diabetiker/in?
Blutzuckerwert _____ mg/dl oder mmol/l

Start

ESSEN- UND FASTEN-INTERVALL

WANN, WAS UND WARUM HABE ICH GEGESSEN:

1 Uhr ⚪
2 Uhr ⚪
3 Uhr ⚪
4 Uhr ⚪
5 Uhr ⚪
6 Uhr ⚪
7 Uhr ⚪
8 Uhr ⚪
9 Uhr ⚪
10 Uhr ⚪
11 Uhr ⚪
12 Uhr

⚪ hatte echt hunger ⚪ hatte Stress ⚪ habe nur so gegessen
⚪ mir war langweilig ⚪ kann ich gar nicht richtig sagen

Wohlbefinden: ⚪ leeres Gefühl im Magen

⚪ Kopfweh ⚪ alles ok ⚪ geht so ⚪ _____

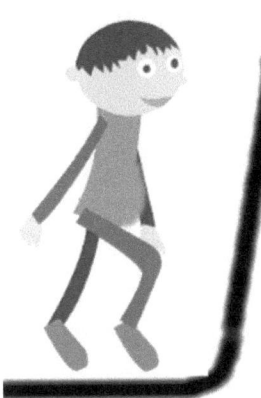

Ziel

Wasser dürfen Sie rund um die Uhr trinken! Limonaden, Zero, Bier, Kaffee mit Zucker, Alkohol, usw. gehören zum Essen-Intervall. Kommt ein Hungergefühl, sofort ein Glas Wasser trinken!

ESSEN- UND FASTEN-INTERVALL

WANN, WAS UND WARUM HABE ICH GEGESSEN:

13 Uhr ◯

14 Uhr ◯

15 Uhr ◯

16 Uhr ◯

17 Uhr ◯

18 Uhr ◯

19 Uhr ◯

20 Uhr ◯

21 Uhr ◯

22 Uhr ◯

23 Uhr ◯

24 Uhr ◯

◯ hatte echt hunger ◯ hatte Stress ◯ habe nur so gegessen
◯ mir war langweilig ◯ kann ich gar nicht richtig sagen

<u>Wohlbefinden:</u> ◯ leeres Gefühl im Magen

◯ Kopfweh ◯ alles ok ◯ geht so

Datum _____ Mo Di Mi Do Fr Sa So

Mein Gewicht _____ kg

Bauchumfang _____ cm

Diabetiker/in?
Blutzuckerwert _____ mg/dl oder mmol/l

Start

ESSEN- UND FASTEN-INTERVALL

WANN, WAS UND WARUM HABE ICH GEGESSEN:

1 Uhr ◯

2 Uhr ◯

3 Uhr ◯

4 Uhr ◯

5 Uhr ◯

6 Uhr ◯

7 Uhr ◯

8 Uhr ◯

9 Uhr ◯

10 Uhr ◯

11 Uhr ◯

12 Uhr ◯

◯ hatte echt hunger ◯ hatte Stress ◯ habe nur so gegessen
◯ mir war langweilig ◯ kann ich gar nicht richtig sagen

Wohlbefinden: ◯ leeres Gefühl im Magen

◯ Kopfweh ◯ alles ok ◯ geht so ◯ _____

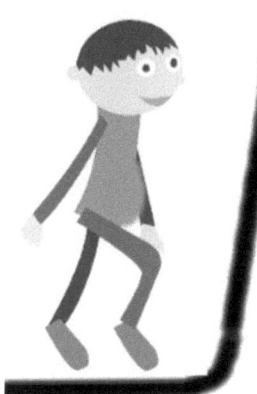

Wasser dürfen Sie rund um die Uhr trinken! Limonaden, Zero, Bier, Kaffee mit Zucker, Alkohol, usw. gehören zum Essen-Intervall. Kommt ein Hungergefühl, sofort ein Glas Wasser trinken!

Ziel

ESSEN- UND FASTEN-INTERVALL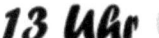

WANN, WAS UND WARUM HABE ICH GEGESSEN:

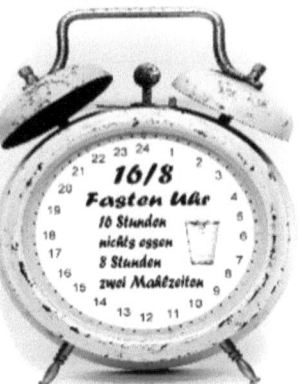

13 Uhr

14 Uhr

15 Uhr

16 Uhr

17 Uhr

18 Uhr

19 Uhr

20 Uhr

21 Uhr

22 Uhr

23 Uhr

24 Uhr

hatte echt hunger   hatte Stress   habe nur so gegessen
mir war langweilig   kann ich gar nicht richtig sagen

<u>Wohlbefinden:</u>   leeres Gefühl im Magen

Kopfweh   alles ok   geht so   _____

Datum _____ Mo Di Mi Do Fr Sa So

Mein Gewicht _____ kg

Bauchumfang _____ cm

Diabetiker/in?
Blutzuckerwert _____ mg/dl oder mmol/l

Start

ESSEN- UND FASTEN-INTERVALL

WANN, WAS UND WARUM HABE ICH GEGESSEN:

1 Uhr ◯

2 Uhr ◯

3 Uhr ◯

4 Uhr ◯

5 Uhr ◯

6 Uhr ◯

7 Uhr ◯

8 Uhr ◯

9 Uhr ◯

10 Uhr ◯

11 Uhr ◯

12 Uhr ◯

◯ hatte echt hunger ◯ hatte Stress ◯ habe nur so gegessen
◯ mir war langweilig ◯ kann ich gar nicht richtig sagen

Wohlbefinden: ◯ *leeres Gefühl im Magen*

◯ *Kopfweh* ◯ *alles ok* ◯ *geht so* ◯ _____

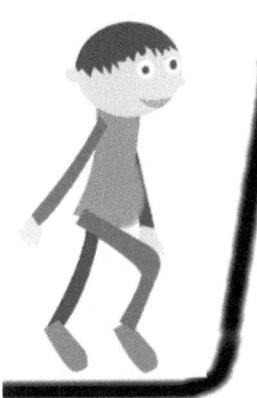

Ziel

Wasser dürfen Sie rund um die Uhr trinken! Limonaden, Zero, Bier, Kaffee mit Zucker, Alkohol, usw. gehören zum Essen-Intervall. Kommt ein Hunger-gefühl, sofort ein Glas Wasser trinken!

ESSEN- UND FASTEN-INTERVALL

WANN, WAS UND WARUM HABE ICH GEGESSEN:

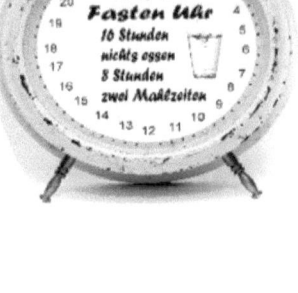

13 Uhr

14 Uhr

15 Uhr

16 Uhr

17 Uhr

18 Uhr

19 Uhr

20 Uhr

21 Uhr

22 Uhr

23 Uhr

24 Uhr

hatte echt hunger hatte Stress habe nur so gegessen

mir war langweilig kann ich gar nicht richtig sagen

Wohlbefinden: leeres Gefühl im Magen

Kopfweh alles ok geht so _____

Datum _____ Mo Di Mi Do Fr Sa So

Mein Gewicht _____ kg

Bauchumfang _____ cm

Diabetiker/in?
Blutzuckerwert _____ mg/dl oder mmol/l

Start

ESSEN- UND FASTEN-INTERVALL

WANN, WAS UND WARUM HABE ICH GEGESSEN:

1 Uhr ⬤
2 Uhr ⬤
3 Uhr ⬤
4 Uhr ⬤
5 Uhr ⬤
6 Uhr ⬤
7 Uhr ⬤
8 Uhr ⬤
9 Uhr ⬤
10 Uhr ⬤
11 Uhr ⬤
12 Uhr ⬤

⬤ hatte echt hunger ⬤ hatte Stress ⬤ habe nur so gegessen
⬤ mir war langweilig ⬤ kann ich gar nicht richtig sagen

<u>Wohlbefinden:</u> ⬤ leeres Gefühl im Magen

⬤ Kopfweh ⬤ alles ok ⬤ geht so ⬤ _____

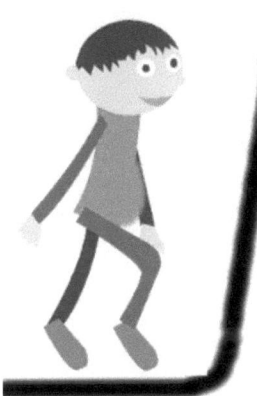

Ziel

Wasser dürfen Sie rund um die Uhr trinken! Limonaden, Zero, Bier, Kaffee mit Zucker, Alkohol, usw. gehören zum Essen-Intervall. Kommt ein Hunger-gefühl, sofort ein Glas Wasser trinken!

ESSEN- UND FASTEN-INTERVALL

WANN, WAS UND WARUM HABE ICH GEGESSEN:

22 23 24 1 2
21 3
20 **16/8** 4
19 **Fasten Uhr** 5
16 Stunden
18 **nichts essen** 6
17 **8 Stunden** 7
16 **zwei Mahlzeiten** 8
15 9
14 10
13 12 11

13 Uhr

14 Uhr

15 Uhr

16 Uhr

17 Uhr

18 Uhr

19 Uhr

20 Uhr

21 Uhr

22 Uhr

23 Uhr

24 Uhr

hatte echt hunger   hatte Stress   habe nur so gegessen
mir war langweilig   kann ich gar nicht richtig sagen

<u>Wohlbefinden:</u>   leeres Gefühl im Magen

Kopfweh   alles ok   geht so   _____

Datum _____ Mo Di Mi Do Fr Sa So

Mein Gewicht _____ kg

Bauchumfang _____ cm

Diabetiker/in?
Blutzuckerwert _____ mg/dl oder mmol/l

Start

ESSEN- UND FASTEN-INTERVALL

WANN, WAS UND WARUM HABE ICH GEGESSEN:

1 Uhr
2 Uhr
3 Uhr
4 Uhr
5 Uhr
6 Uhr
7 Uhr
8 Uhr
9 Uhr
10 Uhr
11 Uhr
12 Uhr

16/8
Fasten Uhr
16 Stunden
nichts essen
8 Stunden
zwei Mahlzeiten

hatte echt hunger hatte Stress habe nur so gegessen
mir war langweilig kann ich gar nicht richtig sagen

Wohlbefinden: leeres Gefühl im Magen

Kopfweh alles ok geht so _____

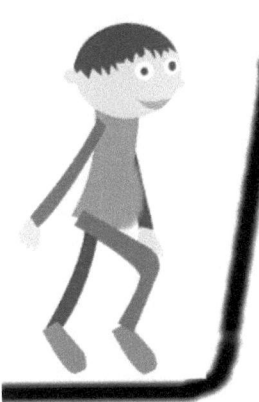

Wasser dürfen Sie rund um die Uhr trinken! Limonaden, Zero, Bier, Kaffee mit Zucker, Alkohol, usw. gehören zum Essen-Intervall. Kommt ein Hungergefühl, sofort ein Glas Wasser trinken!

ESSEN- UND FASTEN-INTERVALL

WANN, WAS UND WARUM HABE ICH GEGESSEN:

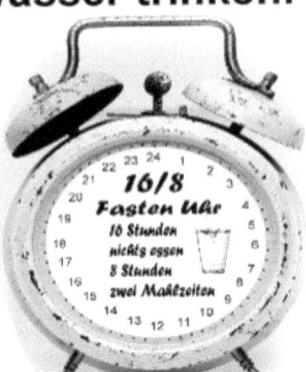

13 Uhr ○
14 Uhr ○
15 Uhr ○
16 Uhr ○
17 Uhr ○
18 Uhr ○
19 Uhr ○
20 Uhr ○
21 Uhr ○
22 Uhr ○
23 Uhr ○
24 Uhr ○

○ hatte echt hunger ○ hatte Stress ○ habe nur so gegessen
○ mir war langweilig ○ kann ich gar nicht richtig sagen

<u>Wohlbefinden:</u> ○ *leeres Gefühl im Magen*

○ Kopfweh ○ alles ok ○ geht so ○ _____

Datum _____ Mo Di Mi Do Fr Sa So

Mein Gewicht _____ kg

Bauchumfang _____ cm

Diabetiker/in?
Blutzuckerwert _____ mg/dl oder mmol/l

Start

ESSEN- UND FASTEN-INTERVALL

WANN, WAS UND WARUM HABE ICH GEGESSEN:

1 Uhr ⬤

2 Uhr ⬤

3 Uhr ⬤

4 Uhr ⬤

5 Uhr ⬤

6 Uhr ⬤

7 Uhr ⬤

8 Uhr ⬤

9 Uhr ⬤

10 Uhr ⬤

11 Uhr ⬤

12 Uhr ⬤

⬤ hatte echt hunger ⬤ hatte Stress ⬤ habe nur so gegessen
⬤ mir war langweilig ⬤ kann ich gar nicht richtig sagen

Wohlbefinden: ⬤ leeres Gefühl im Magen

⬤ Kopfweh ⬤ alles ok ⬤ geht so ⬤ _____

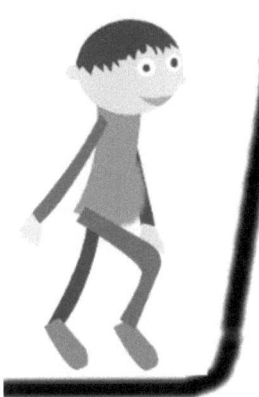

Ziel

Wasser dürfen Sie rund um die Uhr trinken! Limonaden, Zero, Bier, Kaffee mit Zucker, Alkohol, usw. gehören zum Essen-Intervall. Kommt ein Hunger-gefühl, sofort ein Glas Wasser trinken!

ESSEN- UND FASTEN-INTERVALL

WANN, WAS UND WARUM HABE ICH GEGESSEN:

13 Uhr ◯
14 Uhr ◯
15 Uhr ◯
16 Uhr ◯
17 Uhr ◯
18 Uhr ◯
19 Uhr ◯
20 Uhr ◯
21 Uhr ◯
22 Uhr ◯
23 Uhr ◯
24 Uhr ◯

◯ hatte echt hunger ◯ hatte Stress ◯ habe nur so gegessen
◯ mir war langweilig ◯ kann ich gar nicht richtig sagen

<u>Wohlbefinden:</u> ◯ *leeres Gefühl im Magen*

◯ Kopfweh ◯ alles ok ◯ geht so ◯

Datum _____ Mo Di Mi Do Fr Sa So

Mein Gewicht _____ kg

Bauchumfang _____ cm

Diabetiker/in?
Blutzuckerwert _____ mg/dl oder mmol/l

Start

ESSEN- UND FASTEN-INTERVALL

WANN, WAS UND WARUM HABE ICH GEGESSEN:

1 Uhr
2 Uhr
3 Uhr
4 Uhr
5 Uhr
6 Uhr
7 Uhr
8 Uhr
9 Uhr
10 Uhr
11 Uhr
12 Uhr

16/8
Fasten Uhr
16 Stunden
nichts essen
8 Stunden
zwei Mahlzeiten

hatte echt hunger   hatte Stress   habe nur so gegessen
mir war langweilig   kann ich gar nicht richtig sagen

Wohlbefinden: leeres Gefühl im Magen

Kopfweh   alles ok   geht so   _____

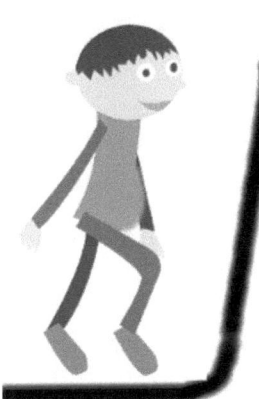

Wasser dürfen Sie rund um die Uhr trinken! Limonaden, Zero, Bier, Kaffee mit Zucker, Alkohol, usw. gehören zum Essen-Intervall. Kommt ein Hunger-gefühl, sofort ein Glas Wasser trinken!

ESSEN- UND FASTEN-INTERVALL

WANN, WAS UND WARUM HABE ICH GEGESSEN:

13 Uhr

14 Uhr

15 Uhr

16 Uhr

17 Uhr

18 Uhr

19 Uhr

20 Uhr

21 Uhr

22 Uhr

23 Uhr

24 Uhr

16/8
Fasten Uhr
16 Stunden
nichts essen
8 Stunden
zwei Mahlzeiten

hatte echt hunger hatte Stress habe nur so gegessen
mir war langweilig kann ich gar nicht richtig sagen

<u>Wohlbefinden:</u>   *leeres Gefühl im Magen*

Kopfweh *alles ok* *geht so* _____

Datum _____ Mo Di Mi Do Fr Sa So

Mein Gewicht _____ kg

Bauchumfang _____ cm

Diabetiker/in?
Blutzuckerwert _____ mg/dl oder mmol/l

Start

ESSEN- UND FASTEN-INTERVALL

WANN, WAS UND WARUM HABE ICH GEGESSEN:

1 Uhr ◯
2 Uhr ◯
3 Uhr ◯
4 Uhr ◯
5 Uhr ◯
6 Uhr ◯
7 Uhr ◯
8 Uhr ◯
9 Uhr ◯
10 Uhr ◯
11 Uhr ◯
12 Uhr ◯

16/8
Fasten Uhr
16 Stunden
nichts essen
8 Stunden
zwei Mahlzeiten

◯ hatte echt hunger ◯ hatte Stress ◯ habe nur so gegessen
◯ mir war langweilig ◯ kann ich gar nicht richtig sagen

Wohlbefinden: ◯ leeres Gefühl im Magen

◯ Kopfweh ◯ alles ok ◯ geht so ◯ _____

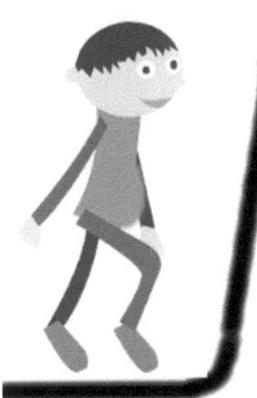

Ziel

Wasser dürfen Sie rund um die Uhr trinken! Limonaden, Zero, Bier, Kaffee mit Zucker, Alkohol, usw. gehören zum Essen-Intervall. Kommt ein Hunger-gefühl, sofort ein Glas Wasser trinken!

ESSEN- UND FASTEN-INTERVALL

WANN, WAS UND WARUM HABE ICH GEGESSEN:

16/8 Fasten Uhr
16 Stunden nichts essen
8 Stunden zwei Mahlzeiten

13 Uhr

14 Uhr

15 Uhr

16 Uhr

17 Uhr

18 Uhr

19 Uhr

20 Uhr

21 Uhr

22 Uhr

23 Uhr

24 Uhr

hatte echt hunger   hatte Stress   habe nur so gegessen
mir war langweilig   kann ich gar nicht richtig sagen

Wohlbefinden: leeres Gefühl im Magen

Kopfweh   alles ok   geht so   _____

Datum _____ Mo Di Mi Do Fr Sa So

Mein Gewicht _____ kg

Bauchumfang _____ cm

Diabetiker/in?
Blutzuckerwert _____ mg/dl oder mmol/l

Start

ESSEN- UND FASTEN-INTERVALL

WANN, WAS UND WARUM HABE ICH GEGESSEN:

1 Uhr

2 Uhr

3 Uhr

4 Uhr

5 Uhr

6 Uhr

7 Uhr

8 Uhr

9 Uhr

10 Uhr

11 Uhr

12 Uhr

hatte echt hunger hatte Stress habe nur so gegessen
mir war langweilig kann ich gar nicht richtig sagen

Wohlbefinden: *leeres Gefühl im Magen*

Kopfweh *alles ok* *geht so* _____

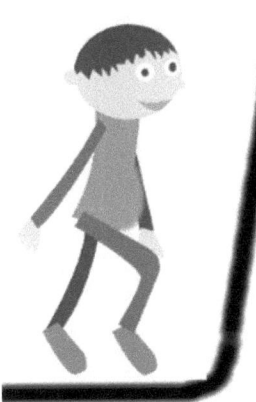

Ziel

Wasser dürfen Sie rund um die Uhr trinken! Limonaden, Zero, Bier, Kaffee mit Zucker, Alkohol, usw. gehören zum Essen-Intervall. Kommt ein Hunger-gefühl, sofort ein Glas Wasser trinken!

ESSEN- UND FASTEN-INTERVALL

WANN, WAS UND WARUM HABE ICH GEGESSEN:

13 Uhr ⚪

14 Uhr ⚪

15 Uhr ⚪

16 Uhr ⚪

17 Uhr ⚪

18 Uhr ⚪

19 Uhr ⚪

20 Uhr ⚪

21 Uhr ⚪

22 Uhr ⚪

23 Uhr ⚪

24 Uhr ⚪

⚪ hatte echt hunger ⚪ hatte Stress ⚪ habe nur so gegessen
⚪ mir war langweilig ⚪ kann ich gar nicht richtig sagen

<u>Wohlbefinden:</u> ⚪ leeres Gefühl im Magen

⚪ Kopfweh ⚪ alles ok ⚪ geht so ⚪

Datum _____ Mo Di Mi Do Fr Sa So

Mein Gewicht _____ kg

Bauchumfang _____ cm

Diabetiker/in?
Blutzuckerwert _____ mg/dl oder mmol/l

Start

ESSEN- UND FASTEN-INTERVALL

WANN, WAS UND WARUM HABE ICH GEGESSEN:

1 Uhr ◯
2 Uhr ◯
3 Uhr ◯
4 Uhr ◯
5 Uhr ◯
6 Uhr ◯
7 Uhr ◯
8 Uhr ◯
9 Uhr ◯
10 Uhr ◯
11 Uhr ◯
12 Uhr ◯

◯ hatte echt hunger ◯ hatte Stress ◯ habe nur so gegessen
◯ mir war langweilig ◯ kann ich gar nicht richtig sagen

Wohlbefinden: ◯ leeres Gefühl im Magen

◯ Kopfweh ◯ alles ok ◯ geht so ◯ _____

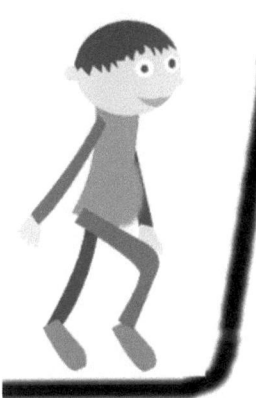

Ziel

Wasser dürfen Sie rund um die Uhr trinken! Limonaden, Zero, Bier, Kaffee mit Zucker, Alkohol, usw. gehören zum Essen-Intervall. Kommt ein Hunger-gefühl, sofort ein Glas Wasser trinken!

ESSEN- UND FASTEN-INTERVALL

WANN, WAS UND WARUM HABE ICH GEGESSEN:

16/8
Fasten Uhr
16 Stunden
nichts essen
8 Stunden
zwei Mahlzeiten

13 Uhr
14 Uhr
15 Uhr
16 Uhr
17 Uhr
18 Uhr
19 Uhr
20 Uhr
21 Uhr
22 Uhr
23 Uhr
24 Uhr

hatte echt hunger   hatte Stress   habe nur so gegessen
mir war langweilig   kann ich gar nicht richtig sagen

<u>**Wohlbefinden:**</u>   *leeres Gefühl im Magen*

Kopfweh   *alles ok*   *geht so* _____

Datum _____ Mo Di Mi Do Fr Sa So

Mein Gewicht _____ kg

Bauchumfang _____ cm

Diabetiker/in?
Blutzuckerwert _____ mg/dl oder mmol/l

Start

ESSEN- UND FASTEN-INTERVALL

WANN, WAS UND WARUM HABE ICH GEGESSEN:

1 Uhr
2 Uhr
3 Uhr
4 Uhr
5 Uhr
6 Uhr
7 Uhr
8 Uhr
9 Uhr
10 Uhr
11 Uhr
12 Uhr

16/8
Fasten Uhr
16 Stunden
nichts essen
8 Stunden
zwei Mahlzeiten

hatte echt hunger hatte Stress habe nur so gegessen
mir war langweilig kann ich gar nicht richtig sagen

<u>Wohlbefinden:</u> leeres Gefühl im Magen

Kopfweh alles ok geht so _____

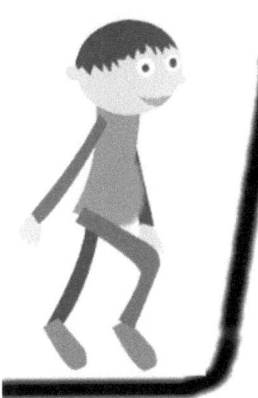

Ziel

Wasser dürfen Sie rund um die Uhr trinken! Limonaden, Zero, Bier, Kaffee mit Zucker, Alkohol, usw. gehören zum Essen-Intervall. Kommt ein Hunger-gefühl, sofort ein Glas Wasser trinken!

ESSEN- UND FASTEN-INTERVALL

WANN, WAS UND WARUM HABE ICH GEGESSEN:

16/8
Fasten Uhr
16 Stunden nichts essen
8 Stunden zwei Mahlzeiten

13 Uhr

14 Uhr

15 Uhr

16 Uhr

17 Uhr

18 Uhr

19 Uhr

20 Uhr

21 Uhr

22 Uhr

23 Uhr

24 Uhr

hatte echt hunger   hatte Stress   habe nur so gegessen
mir war langweilig   kann ich gar nicht richtig sagen

<u>Wohlbefinden:</u>   *leeres Gefühl im Magen*

Kopfweh   *alles ok*   *geht so*   _____

Datum _____ Mo Di Mi Do Fr Sa So

Mein Gewicht _____ kg

Bauchumfang _____ cm

Diabetiker/in?
Blutzuckerwert _____ mg/dl oder mmol/l

Start

ESSEN- UND FASTEN-INTERVALL

WANN, WAS UND WARUM HABE ICH GEGESSEN:

1 Uhr
2 Uhr
3 Uhr
4 Uhr
5 Uhr
6 Uhr
7 Uhr
8 Uhr
9 Uhr
10 Uhr
11 Uhr
12 Uhr

hatte echt hunger   hatte Stress   habe nur so gegessen
mir war langweilig   kann ich gar nicht richtig sagen

Wohlbefinden: leeres Gefühl im Magen

Kopfweh   alles ok   geht so _____

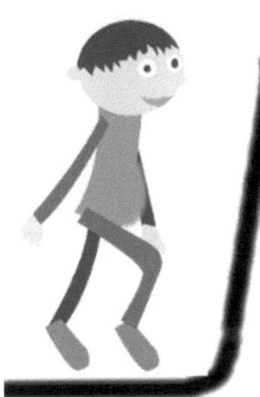

Ziel

Wasser dürfen Sie rund um die Uhr trinken! Limonaden, Zero, Bier, Kaffee mit Zucker, Alkohol, usw. gehören zum Essen-Intervall. Kommt ein Hunger-gefühl, sofort ein Glas Wasser trinken!

ESSEN- UND FASTEN-INTERVALL

WANN, WAS UND WARUM HABE ICH GEGESSEN:

13 Uhr

14 Uhr

15 Uhr

16 Uhr

17 Uhr

18 Uhr

19 Uhr

20 Uhr

21 Uhr

22 Uhr

23 Uhr

24 Uhr

hatte echt hunger　hatte Stress　habe nur so gegessen
mir war langweilig　kann ich gar nicht richtig sagen

<u>Wohlbefinden:</u>　leeres Gefühl im Magen

Kopfweh　alles ok　geht so　_____

Datum _____ Mo Di Mi Do Fr Sa So

Mein Gewicht _____ kg

Bauchumfang _____ cm

Diabetiker/in?
Blutzuckerwert _____ mg/dl oder mmol/l

Start

ESSEN- UND FASTEN-INTERVALL

WANN, WAS UND WARUM HABE ICH GEGESSEN:

1 Uhr

2 Uhr

3 Uhr

4 Uhr

5 Uhr

6 Uhr

7 Uhr

8 Uhr

9 Uhr

10 Uhr

11 Uhr

12 Uhr

hatte echt hunger   hatte Stress   habe nur so gegessen
mir war langweilig   kann ich gar nicht richtig sagen

Wohlbefinden: leeres Gefühl im Magen

Kopfweh   alles ok   geht so   _____

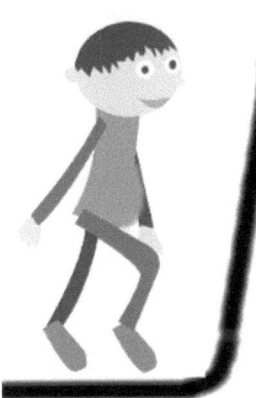

Ziel

Wasser dürfen Sie rund um die Uhr trinken! Limonaden, Zero, Bier, Kaffee mit Zucker, Alkohol, usw. gehören zum Essen-Intervall. Kommt ein Hunger-gefühl, sofort ein Glas Wasser trinken!

ESSEN- UND FASTEN-INTERVALL

WANN, WAS UND WARUM HABE ICH GEGESSEN:

16/8
Fasten Uhr
16 Stunden
nichts essen
8 Stunden
zwei Mahlzeiten

13 Uhr

14 Uhr

15 Uhr

16 Uhr

17 Uhr

18 Uhr

19 Uhr

20 Uhr

21 Uhr

22 Uhr

23 Uhr

24 Uhr

hatte echt hunger   hatte Stress   habe nur so gegessen
mir war langweilig   kann ich gar nicht richtig sagen

<u>Wohlbefinden:</u>   leeres Gefühl im Magen

Kopfweh   alles ok   geht so   _____

Datum _____ Mo Di Mi Do Fr Sa So

Mein Gewicht _____ kg

Bauchumfang _____ cm

Diabetiker/in?
Blutzuckerwert _____ mg/dl oder mmol/l

Start

ESSEN- UND FASTEN-INTERVALL

WANN, WAS UND WARUM HABE ICH GEGESSEN:

1 Uhr ⦿

2 Uhr ⦿

3 Uhr ⦿

4 Uhr ⦿

5 Uhr ⦿

6 Uhr ⦿

7 Uhr ⦿

8 Uhr ⦿

9 Uhr ⦿

10 Uhr ⦿

11 Uhr ⦿

12 Uhr ⦿

⦿ hatte echt hunger ⦿ hatte Stress ⦿ habe nur so gegessen
⦿ mir war langweilig ⦿ kann ich gar nicht richtig sagen

Wohlbefinden: ⦿ leeres Gefühl im Magen

⦿ Kopfweh ⦿ alles ok ⦿ geht so ⦿ _____

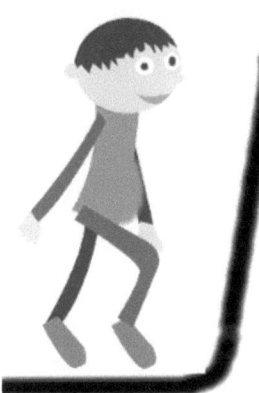

Ziel

> Wasser dürfen Sie rund um die Uhr trinken! Limonaden, Zero, Bier, Kaffee mit Zucker, Alkohol, usw. gehören zum Essen-Intervall. Kommt ein Hungergefühl, sofort ein Glas Wasser trinken!

ESSEN- UND FASTEN-INTERVALL

WANN, WAS UND WARUM HABE ICH GEGESSEN:

13 Uhr ◯

14 Uhr ◯

15 Uhr ◯

16 Uhr ◯

17 Uhr ◯

18 Uhr ◯

19 Uhr ◯

20 Uhr ◯

21 Uhr ◯

22 Uhr ◯

23 Uhr ◯

24 Uhr ◯

◯ hatte echt hunger ◯ hatte Stress ◯ habe nur so gegessen
◯ mir war langweilig ◯ kann ich gar nicht richtig sagen

<u>**Wohlbefinden:**</u>   ◯ *leeres Gefühl im Magen*

◯ *Kopfweh* ◯ *alles ok* ◯ *geht so* ◯ _____

Datum _____ Mo Di Mi Do Fr Sa So

Mein Gewicht _____ kg

Bauchumfang _____ cm

Diabetiker/in?
Blutzuckerwert _____ mg/dl oder mmol/l

Start

ESSEN- UND FASTEN-INTERVALL

WANN, WAS UND WARUM HABE ICH GEGESSEN:

1 Uhr
2 Uhr
3 Uhr
4 Uhr
5 Uhr
6 Uhr
7 Uhr
8 Uhr
9 Uhr
10 Uhr
11 Uhr
12 Uhr

hatte echt hunger hatte Stress habe nur so gegessen
mir war langweilig kann ich gar nicht richtig sagen

Wohlbefinden: leeres Gefühl im Magen

Kopfweh alles ok geht so _____

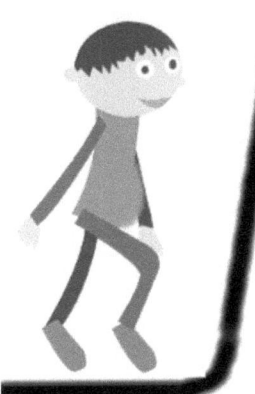

Ziel

Wasser dürfen Sie rund um die Uhr trinken! Limonaden, Zero, Bier, Kaffee mit Zucker, Alkohol, usw. gehören zum Essen-Intervall. Kommt ein Hunger-gefühl, sofort ein Glas Wasser trinken!

ESSEN- UND FASTEN-INTERVALL

WANN, WAS UND WARUM HABE ICH GEGESSEN:

16/8 Fasten Uhr 16 Stunden nichts essen 8 Stunden zwei Mahlzeiten

13 Uhr
14 Uhr
15 Uhr
16 Uhr
17 Uhr
18 Uhr
19 Uhr
20 Uhr
21 Uhr
22 Uhr
23 Uhr
24 Uhr

hatte echt hunger   hatte Stress   habe nur so gegessen
mir war langweilig   kann ich gar nicht richtig sagen

Wohlbefinden: *leeres Gefühl im Magen*

Kopfweh   *alles ok*   *geht so*   _____

Datum _____ Mo Di Mi Do Fr Sa So

Mein Gewicht _____ kg

Bauchumfang _____ cm

Diabetiker/in?
Blutzuckerwert _____ mg/dl oder mmol/l

Start

ESSEN- UND FASTEN-INTERVALL

WANN, WAS UND WARUM HABE ICH GEGESSEN:

1 Uhr ⬤

2 Uhr ⬤

3 Uhr ⬤

4 Uhr ⬤

5 Uhr ⬤

6 Uhr ⬤

7 Uhr ⬤

8 Uhr ⬤

9 Uhr ⬤

10 Uhr ⬤

11 Uhr ⬤

12 Uhr ⬤

⬤ hatte echt hunger ⬤ hatte Stress ⬤ habe nur so gegessen
⬤ mir war langweilig ⬤ kann ich gar nicht richtig sagen

Wohlbefinden: ⬤ leeres Gefühl im Magen

⬤ Kopfweh ⬤ alles ok ⬤ geht so ⬤ _____

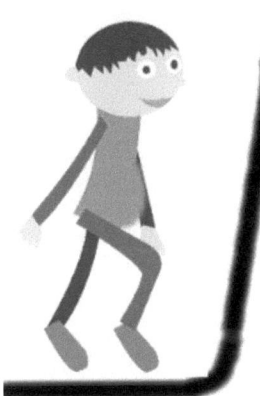

Ziel

Wasser dürfen Sie rund um die Uhr trinken! Limonaden, Zero, Bier, Kaffee mit Zucker, Alkohol, usw. gehören zum Essen-Intervall. Kommt ein Hungergefühl, sofort ein Glas Wasser trinken!

ESSEN- UND FASTEN-INTERVALL

WANN, WAS UND WARUM HABE ICH GEGESSEN:

13 Uhr

14 Uhr

15 Uhr

16 Uhr

17 Uhr

18 Uhr

19 Uhr

20 Uhr

21 Uhr

22 Uhr

23 Uhr

24 Uhr

16/8
Fasten Uhr
16 Stunden
nichts essen
8 Stunden
zwei Mahlzeiten

hatte echt hunger hatte Stress habe nur so gegessen
mir war langweilig kann ich gar nicht richtig sagen

<u>Wohlbefinden:</u> leeres Gefühl im Magen

Kopfweh alles ok geht so _____

Datum _____ Mo Di Mi Do Fr Sa So

Mein Gewicht _____ kg

Bauchumfang _____ cm

Diabetiker/in?
Blutzuckerwert _____ mg/dl oder mmol/l

Start

ESSEN- UND FASTEN-INTERVALL

WANN, WAS UND WARUM HABE ICH GEGESSEN:

1 Uhr ○

2 Uhr ○

3 Uhr ○

4 Uhr ○

5 Uhr ○

6 Uhr ○

7 Uhr ○

8 Uhr ○

9 Uhr ○

10 Uhr ○

11 Uhr ○

12 Uhr ○

○ hatte echt hunger ○ hatte Stress ○ habe nur so gegessen
○ mir war langweilig ○ kann ich gar nicht richtig sagen

Wohlbefinden: ○ leeres Gefühl im Magen

○ Kopfweh ○ alles ok ○ geht so ○ _____

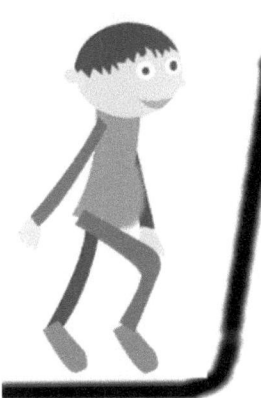

Ziel

Wasser dürfen Sie rund um die Uhr trinken! Limonaden, Zero, Bier, Kaffee mit Zucker, Alkohol, usw. gehören zum Essen-Intervall. Kommt ein Hunger-gefühl, sofort ein Glas Wasser trinken!

ESSEN- UND FASTEN-INTERVALL

WANN, WAS UND WARUM HABE ICH GEGESSEN:

13 Uhr ◯

14 Uhr ◯

15 Uhr ◯

16 Uhr ◯

17 Uhr ◯

18 Uhr ◯

19 Uhr ◯

20 Uhr ◯

21 Uhr ◯

22 Uhr ◯

23 Uhr ◯

24 Uhr ◯

◯ hatte echt hunger ◯ hatte Stress ◯ habe nur so gegessen
◯ mir war langweilig ◯ kann ich gar nicht richtig sagen

<u>Wohlbefinden:</u>   ◯ leeres Gefühl im Magen

◯ Kopfweh ◯ alles ok ◯ geht so ◯ _____

Datum _____ Mo Di Mi Do Fr Sa So

Mein Gewicht _____ kg

Bauchumfang _____ cm

Diabetiker/in?
Blutzuckerwert _____ mg/dl oder mmol/l

Start

ESSEN- UND FASTEN-INTERVALL

WANN, WAS UND WARUM HABE ICH GEGESSEN:

1 Uhr
2 Uhr
3 Uhr
4 Uhr
5 Uhr
6 Uhr
7 Uhr
8 Uhr
9 Uhr
10 Uhr
11 Uhr
12 Uhr

hatte echt hunger   hatte Stress   habe nur so gegessen
mir war langweilig   kann ich gar nicht richtig sagen

Wohlbefinden: leeres Gefühl im Magen

Kopfweh   alles ok   geht so   _____

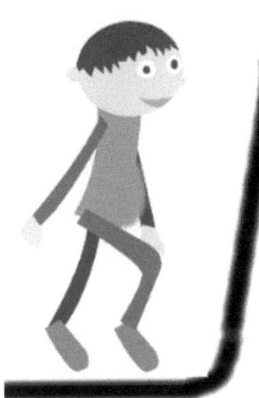

Ziel

Wasser dürfen Sie rund um die Uhr trinken! Limonaden, Zero, Bier, Kaffee mit Zucker, Alkohol, usw. gehören zum Essen-Intervall. Kommt ein Hunger-gefühl, sofort ein Glas Wasser trinken!

ESSEN- UND FASTEN-INTERVALL

WANN, WAS UND WARUM HABE ICH GEGESSEN:

16/8
Fasten Uhr
16 Stunden
nichts essen
8 Stunden
zwei Mahlzeiten

13 Uhr

14 Uhr

15 Uhr

16 Uhr

17 Uhr

18 Uhr

19 Uhr

20 Uhr

21 Uhr

22 Uhr

23 Uhr

24 Uhr

hatte echt hunger   hatte Stress   habe nur so gegessen
mir war langweilig   kann ich gar nicht richtig sagen

<u>Wohlbefinden:</u>   *leeres Gefühl im Magen*

Kopfweh   *alles ok*   *geht so* _____

Datum _____ Mo Di Mi Do Fr Sa So

Mein Gewicht _____ kg

Bauchumfang _____ cm

Diabetiker/in?
Blutzuckerwert _____ mg/dl oder mmol/l

Start

ESSEN- UND FASTEN-INTERVALL

WANN, WAS UND WARUM HABE ICH GEGESSEN:

16/8
Fasten Uhr
16 Stunden
nichts essen
8 Stunden
zwei Mahlzeiten

1 Uhr ⚪
2 Uhr ⚪
3 Uhr ⚪
4 Uhr ⚪
5 Uhr ⚪
6 Uhr ⚪
7 Uhr ⚪
8 Uhr ⚪
9 Uhr ⚪
10 Uhr ⚪
11 Uhr ⚪
12 Uhr ⚪

⚪ hatte echt hunger ⚪ hatte Stress ⚪ habe nur so gegessen
⚪ mir war langweilig ⚪ kann ich gar nicht richtig sagen

Wohlbefinden: ⚪ leeres Gefühl im Magen

⚪ Kopfweh ⚪ alles ok ⚪ geht so ⚪ _____

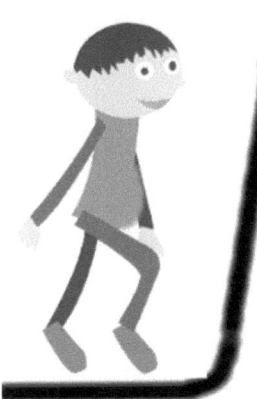

Ziel

Wasser dürfen Sie rund um die Uhr trinken! Limonaden, Zero, Bier, Kaffee mit Zucker, Alkohol, usw. gehören zum Essen-Intervall. Kommt ein Hunger-gefühl, sofort ein Glas Wasser trinken!

ESSEN- UND FASTEN-INTERVALL

WANN, WAS UND WARUM HABE ICH GEGESSEN:

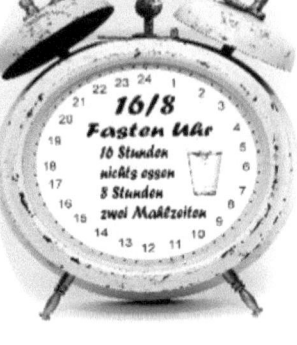

13 Uhr

14 Uhr

15 Uhr

16 Uhr

17 Uhr

18 Uhr

19 Uhr

20 Uhr

21 Uhr

22 Uhr

23 Uhr

24 Uhr

hatte echt hunger   hatte Stress   habe nur so gegessen
mir war langweilig   kann ich gar nicht richtig sagen

<u>Wohlbefinden:</u>   leeres Gefühl im Magen

Kopfweh   alles ok   geht so   _____

Datum _____ Mo Di Mi Do Fr Sa So

Mein Gewicht _____ kg

Bauchumfang _____ cm

Diabetiker/in?
Blutzuckerwert _____ mg/dl oder mmol/l

Start

ESSEN- UND FASTEN-INTERVALL

WANN, WAS UND WARUM HABE ICH GEGESSEN:

1 Uhr ○
2 Uhr ○
3 Uhr ○
4 Uhr ○
5 Uhr ○
6 Uhr ○
7 Uhr ○
8 Uhr ○
9 Uhr ○
10 Uhr ○
11 Uhr ○
12 Uhr ○

○ hatte echt hunger ○ hatte Stress ○ habe nur so gegessen
○ mir war langweilig ○ kann ich gar nicht richtig sagen

Wohlbefinden: ○ leeres Gefühl im Magen

○ Kopfweh ○ alles ok ○ geht so ○ _____

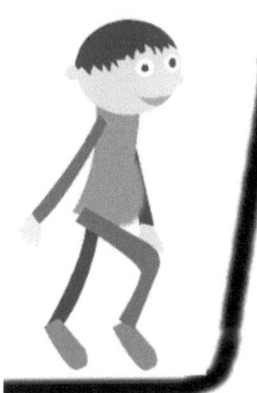

Ziel

Wasser dürfen Sie rund um die Uhr trinken! Limonaden, Zero, Bier, Kaffee mit Zucker, Alkohol, usw. gehören zum Essen-Intervall. Kommt ein Hunger-gefühl, sofort ein Glas Wasser trinken!

ESSEN- UND FASTEN-INTERVALL

WANN, WAS UND WARUM HABE ICH GEGESSEN:

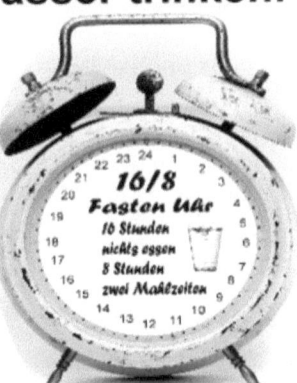

13 Uhr ⚪

14 Uhr ⚪

15 Uhr ⚪

16 Uhr ⚪

17 Uhr ⚪

18 Uhr ⚪

19 Uhr ⚪

20 Uhr ⚪

21 Uhr ⚪

22 Uhr ⚪

23 Uhr ⚪

24 Uhr

⚪ hatte echt hunger ⚪ hatte Stress ⚪ habe nur so gegessen
⚪ mir war langweilig ⚪ kann ich gar nicht richtig sagen

<u>Wohlbefinden:</u> ⚪ *leeres Gefühl im Magen*

⚪ *Kopfweh* ⚪ *alles ok* ⚪ *geht so* ⚪ _____

Datum _____ Mo Di Mi Do Fr Sa So

Mein Gewicht _____ kg

Bauchumfang _____ cm

Diabetiker/in?
Blutzuckerwert _____ mg/dl oder mmol/l

Start

ESSEN- UND FASTEN-INTERVALL

WANN, WAS UND WARUM HABE ICH GEGESSEN:

1 Uhr ⚪
2 Uhr ⚪
3 Uhr ⚪
4 Uhr ⚪
5 Uhr ⚪
6 Uhr ⚪
7 Uhr ⚪
8 Uhr ⚪
9 Uhr ⚪
10 Uhr ⚪
11 Uhr ⚪
12 Uhr ⚪

16/8
Fasten Uhr
16 Stunden
nichts essen
8 Stunden
zwei Mahlzeiten

⚪ hatte echt hunger ⚪ hatte Stress ⚪ habe nur so gegessen
⚪ mir war langweilig ⚪ kann ich gar nicht richtig sagen

Wohlbefinden: ⚪ leeres Gefühl im Magen

⚪ Kopfweh ⚪ alles ok ⚪ geht so ⚪ _____

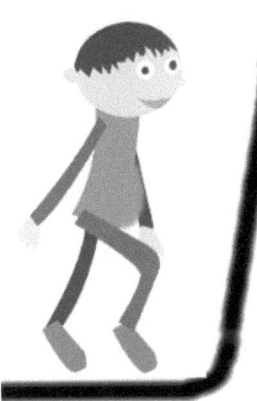

Ziel

Wasser dürfen Sie rund um die Uhr trinken! Limonaden, Zero, Bier, Kaffee mit Zucker, Alkohol, usw. gehören zum Essen-Intervall. Kommt ein Hunger-gefühl, sofort ein Glas Wasser trinken!

ESSEN- UND FASTEN-INTERVALL

WANN, WAS UND WARUM HABE ICH GEGESSEN:

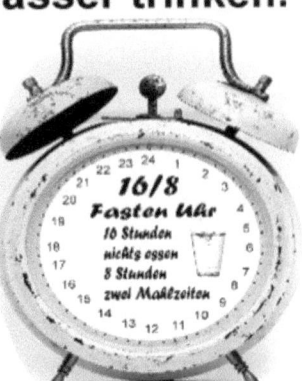

13 Uhr

14 Uhr

15 Uhr

16 Uhr

17 Uhr

18 Uhr

19 Uhr

20 Uhr

21 Uhr

22 Uhr

23 Uhr

24 Uhr

hatte echt hunger   hatte Stress   habe nur so gegessen
mir war langweilig   kann ich gar nicht richtig sagen

<u>Wohlbefinden:</u>   *leeres Gefühl im Magen*

Kopfweh   *alles ok*   *geht so*   _____

Datum _____ Mo Di Mi Do Fr Sa So

Mein Gewicht _____ kg

Bauchumfang _____ cm

Diabetiker/in?
Blutzuckerwert _____ mg/dl oder mmol/l

Start

ESSEN- UND FASTEN-INTERVALL

WANN, WAS UND WARUM HABE ICH GEGESSEN:

1 Uhr ⚪
2 Uhr ⚪
3 Uhr ⚪
4 Uhr ⚪
5 Uhr ⚪
6 Uhr ⚪
7 Uhr ⚪
8 Uhr ⚪
9 Uhr ⚪
10 Uhr ⚪
11 Uhr ⚪
12 Uhr ⚪

⚪ hatte echt hunger ⚪ hatte Stress ⚪ habe nur so gegessen
⚪ mir war langweilig ⚪ kann ich gar nicht richtig sagen

Wohlbefinden: ⚪ leeres Gefühl im Magen

⚪ Kopfweh ⚪ alles ok ⚪ geht so ⚪ _____

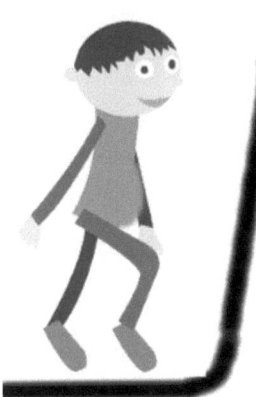

Ziel

Wasser dürfen Sie rund um die Uhr trinken! Limonaden, Zero, Bier, Kaffee mit Zucker, Alkohol, usw. gehören zum Essen-Intervall. Kommt ein Hunger-gefühl, sofort ein Glas Wasser trinken!

ESSEN- UND FASTEN-INTERVALL

WANN, WAS UND WARUM HABE ICH GEGESSEN:

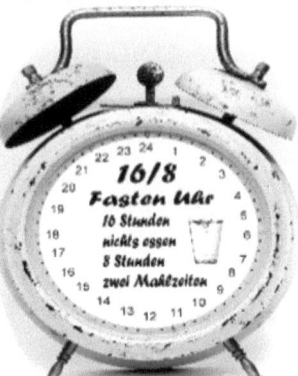

13 Uhr ○

14 Uhr ○

15 Uhr ○

16 Uhr ○

17 Uhr ○

18 Uhr ○

19 Uhr ○

20 Uhr ○

21 Uhr ○

22 Uhr ○

23 Uhr ○

24 Uhr ○

○ hatte echt hunger ○ hatte Stress ○ habe nur so gegessen
○ mir war langweilig ○ kann ich gar nicht richtig sagen

<u>Wohlbefinden:</u>   ○ *leeres Gefühl im Magen*

○ Kopfweh ○ alles ok ○ geht so ○ _____

Datum _____ Mo Di Mi Do Fr Sa So

Mein Gewicht _____ kg

Bauchumfang _____ cm

Diabetiker/in?
Blutzuckerwert _____ mg/dl oder mmol/l

Start

ESSEN- UND FASTEN-INTERVALL

WANN, WAS UND WARUM HABE ICH GEGESSEN:

1 Uhr 〇
2 Uhr 〇
3 Uhr 〇
4 Uhr 〇
5 Uhr 〇
6 Uhr 〇
7 Uhr 〇
8 Uhr 〇
9 Uhr 〇
10 Uhr 〇
11 Uhr 〇
12 Uhr 〇

〇 hatte echt hunger 〇 hatte Stress 〇 habe nur so gegessen
〇 mir war langweilig 〇 kann ich gar nicht richtig sagen

<u>Wohlbefinden:</u> 〇 leeres Gefühl im Magen

〇 Kopfweh 〇 alles ok 〇 geht so 〇 _____

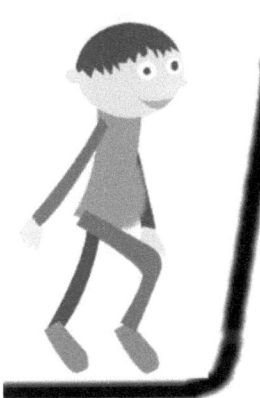

Wasser dürfen Sie rund um die Uhr trinken! Limonaden, Zero, Bier, Kaffee mit Zucker, Alkohol, usw. gehören zum Essen-Intervall. Kommt ein Hungergefühl, sofort ein Glas Wasser trinken!

ESSEN- UND FASTEN-INTERVALL

WANN, WAS UND WARUM HABE ICH GEGESSEN:

16/8
Fasten Uhr
16 Stunden
nichts essen
8 Stunden
zwei Mahlzeiten

13 Uhr ⚪

14 Uhr ⚪

15 Uhr ⚪

16 Uhr ⚪

17 Uhr ⚪

18 Uhr ⚪

19 Uhr ⚪

20 Uhr ⚪

21 Uhr ⚪

22 Uhr ⚪

23 Uhr ⚪

24 Uhr ⚪

⚪ hatte echt hunger ⚪ hatte Stress ⚪ habe nur so gegessen
⚪ mir war langweilig ⚪ kann ich gar nicht richtig sagen

<u>Wohlbefinden:</u> ⚪ *leeres Gefühl im Magen*

⚪ *Kopfweh* ⚪ *alles ok* ⚪ *geht so* ⚪ _____

Datum _____ Mo Di Mi Do Fr Sa So

Mein Gewicht _____ kg

Bauchumfang _____ cm

Diabetiker/in?
Blutzuckerwert _____ mg/dl oder mmol/l

Start

ESSEN- UND FASTEN-INTERVALL

WANN, WAS UND WARUM HABE ICH GEGESSEN:

1 Uhr
2 Uhr
3 Uhr
4 Uhr
5 Uhr
6 Uhr
7 Uhr
8 Uhr
9 Uhr
10 Uhr
11 Uhr
12 Uhr

16/8
Fasten Uhr
16 Stunden
nichts essen
8 Stunden
zwei Mahlzeiten

hatte echt hunger   hatte Stress   habe nur so gegessen
mir war langweilig   kann ich gar nicht richtig sagen

Wohlbefinden: leeres Gefühl im Magen

Kopfweh   alles ok   geht so   _____

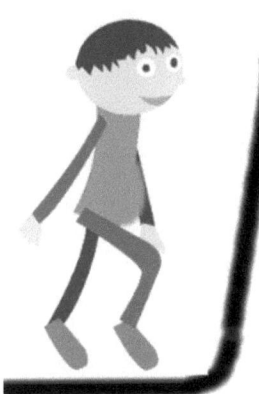

Wasser dürfen Sie rund um die Uhr trinken! Limonaden, Zero, Bier, Kaffee mit Zucker, Alkohol, usw. gehören zum Essen-Intervall. Kommt ein Hungergefühl, sofort ein Glas Wasser trinken!

Ziel

ESSEN- UND FASTEN-INTERVALL

WANN, WAS UND WARUM HABE ICH GEGESSEN:

16/8
Fasten Uhr
16 Stunden
nichts essen
8 Stunden
zwei Mahlzeiten

13 Uhr

14 Uhr

15 Uhr

16 Uhr

17 Uhr

18 Uhr

19 Uhr

20 Uhr

21 Uhr

22 Uhr

23 Uhr

24 Uhr

hatte echt hunger   hatte Stress   habe nur so gegessen
mir war langweilig   kann ich gar nicht richtig sagen

<u>Wohlbefinden:</u>   *leeres Gefühl im Magen*

Kopfweh   alles ok   geht so _____

Datum _____ Mo Di Mi Do Fr Sa So

Mein Gewicht _____ kg

Bauchumfang _____ cm

Diabetiker/in?
Blutzuckerwert _____ mg/dl oder mmol/l

Start

ESSEN- UND FASTEN-INTERVALL

WANN, WAS UND WARUM HABE ICH GEGESSEN:

1 Uhr ⬤

2 Uhr ⬤

3 Uhr ⬤

4 Uhr ⬤

5 Uhr ⬤

6 Uhr ⬤

7 Uhr ⬤

8 Uhr ⬤

9 Uhr ⬤

10 Uhr ⬤

11 Uhr ⬤

12 Uhr ⬤

⬤ hatte echt hunger ⬤ hatte Stress ⬤ habe nur so gegessen
⬤ mir war langweilig ⬤ kann ich gar nicht richtig sagen

Wohlbefinden: ⬤ leeres Gefühl im Magen

⬤ Kopfweh ⬤ alles ok ⬤ geht so ⬤ _____

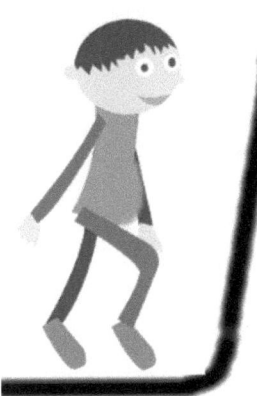

Ziel

Wasser dürfen Sie rund um die Uhr trinken! Limonaden, Zero, Bier, Kaffee mit Zucker, Alkohol, usw. gehören zum Essen-Intervall. Kommt ein Hunger-gefühl, sofort ein Glas Wasser trinken!

ESSEN- UND FASTEN-INTERVALL

WANN, WAS UND WARUM HABE ICH GEGESSEN:

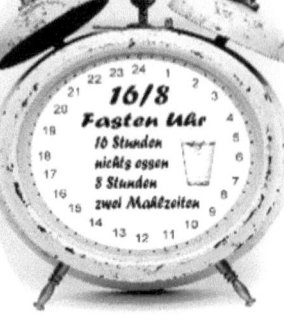

13 Uhr

14 Uhr

15 Uhr

16 Uhr

17 Uhr

18 Uhr

19 Uhr

20 Uhr

21 Uhr

22 Uhr

23 Uhr

24 Uhr

hatte echt hunger   hatte Stress   habe nur so gegessen
mir war langweilig   kann ich gar nicht richtig sagen

<u>Wohlbefinden:</u>   leeres Gefühl im Magen

Kopfweh   alles ok   geht so   _____

Datum _____ Mo Di Mi Do Fr Sa So

Mein Gewicht _____ kg

Bauchumfang _____ cm

Diabetiker/in?
Blutzuckerwert _____ mg/dl oder mmol/l

Start

ESSEN- UND FASTEN-INTERVALL

WANN, WAS UND WARUM HABE ICH GEGESSEN:

1 Uhr ⚪
2 Uhr ⚪
3 Uhr ⚪
4 Uhr ⚪
5 Uhr ⚪
6 Uhr ⚪
7 Uhr ⚪
8 Uhr ⚪
9 Uhr ⚪
10 Uhr ⚪
11 Uhr ⚪
12 Uhr ⚪

⚪ hatte echt hunger ⚪ hatte Stress ⚪ habe nur so gegessen
⚪ mir war langweilig ⚪ kann ich gar nicht richtig sagen

Wohlbefinden: ⚪ leeres Gefühl im Magen

⚪ Kopfweh ⚪ alles ok ⚪ geht so ⚪ _____

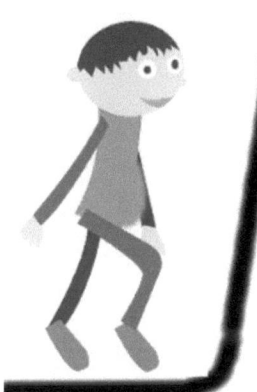

Ziel

Wasser dürfen Sie rund um die Uhr trinken! Limonaden, Zero, Bier, Kaffee mit Zucker, Alkohol, usw. gehören zum Essen-Intervall. Kommt ein Hunger-gefühl, sofort ein Glas Wasser trinken!

ESSEN- UND FASTEN-INTERVALL

WANN, WAS UND WARUM HABE ICH GEGESSEN:

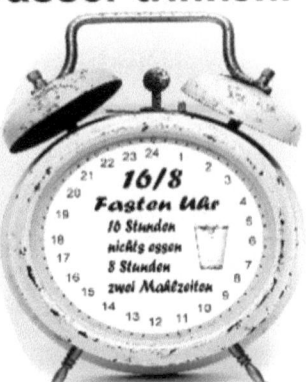

13 Uhr

14 Uhr

15 Uhr

16 Uhr

17 Uhr

18 Uhr

19 Uhr

20 Uhr

21 Uhr

22 Uhr

23 Uhr

24 Uhr

hatte echt hunger   hatte Stress   habe nur so gegessen

mir war langweilig   kann ich gar nicht richtig sagen

Wohlbefinden: *leeres Gefühl im Magen*

Kopfweh   *alles ok*   *geht so*   _____

Datum _____ Mo Di Mi Do Fr Sa So

Mein Gewicht _____ kg

Bauchumfang _____ cm

Diabetiker/in?
Blutzuckerwert _____ mg/dl oder mmol/l

Start

ESSEN- UND FASTEN-INTERVALL

WANN, WAS UND WARUM HABE ICH GEGESSEN:

1 Uhr

2 Uhr

3 Uhr

4 Uhr

5 Uhr

6 Uhr

7 Uhr

8 Uhr

9 Uhr

10 Uhr

11 Uhr

12 Uhr

hatte echt hunger   hatte Stress   habe nur so gegessen
mir war langweilig   kann ich gar nicht richtig sagen

Wohlbefinden: leeres Gefühl im Magen

Kopfweh   alles ok   geht so   _____

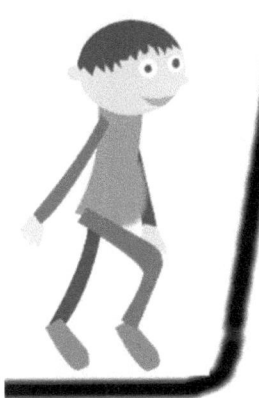

Ziel

Wasser dürfen Sie rund um die Uhr trinken! Limonaden, Zero, Bier, Kaffee mit Zucker, Alkohol, usw. gehören zum Essen-Intervall. Kommt ein Hunger-gefühl, sofort ein Glas Wasser trinken!

ESSEN- UND FASTEN-INTERVALL

WANN, WAS UND WARUM HABE ICH GEGESSEN:

13 Uhr ⚪

14 Uhr ⚪

15 Uhr ⚪

16 Uhr ⚪

17 Uhr ⚪

18 Uhr ⚪

19 Uhr ⚪

20 Uhr ⚪

21 Uhr ⚪

22 Uhr ⚪

23 Uhr ⚪

24 Uhr ⚪

⚪ hatte echt hunger ⚪ hatte Stress ⚪ habe nur so gegessen
⚪ mir war langweilig ⚪ kann ich gar nicht richtig sagen

<u>Wohlbefinden:</u>   ⚪   *leeres Gefühl im Magen*

⚪ *Kopfweh* ⚪ *alles ok* ⚪ *geht so* ⚪ _____

Datum _____   Mo Di Mi Do Fr Sa So

Mein Gewicht _____ kg

Bauchumfang _____ cm

Diabetiker/in?
Blutzuckerwert _____ mg/dl oder mmol/l

Start

ESSEN- UND FASTEN-INTERVALL

WANN, WAS UND WARUM HABE ICH GEGESSEN:

1 Uhr
2 Uhr
3 Uhr
4 Uhr
5 Uhr
6 Uhr
7 Uhr
8 Uhr
9 Uhr
10 Uhr
11 Uhr
12 Uhr

16/8
Fasten Uhr
16 Stunden
nichts essen
8 Stunden
zwei Mahlzeiten

hatte echt hunger   hatte Stress   habe nur so gegessen
mir war langweilig   kann ich gar nicht richtig sagen

__Wohlbefinden:__   *leeres Gefühl im Magen*

Kopfweh   alles ok   geht so _____

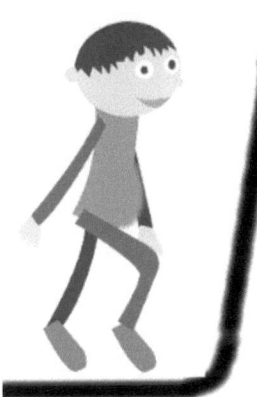

Wasser dürfen Sie rund um die Uhr trinken! Limonaden, Zero, Bier, Kaffee mit Zucker, Alkohol, usw. gehören zum Essen-Intervall. Kommt ein Hungergefühl, sofort ein Glas Wasser trinken!

ESSEN- UND FASTEN-INTERVALL

WANN, WAS UND WARUM HABE ICH GEGESSEN:

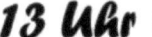

16/8
Fasten Uhr
16 Stunden
nichts essen
8 Stunden
zwei Mahlzeiten

13 Uhr ○
14 Uhr ○
15 Uhr ○
16 Uhr ○
17 Uhr ○
18 Uhr ○
19 Uhr ○
20 Uhr ○
21 Uhr ○
22 Uhr ○
23 Uhr ○
24 Uhr ○

○ hatte echt hunger ○ hatte Stress ○ habe nur so gegessen
○ mir war langweilig ○ kann ich gar nicht richtig sagen

<u>Wohlbefinden:</u>   ○ *leeres Gefühl im Magen*

○ *Kopfweh* ○ *alles ok* ○ *geht so* ○ _____

Datum _____ Mo Di Mi Do Fr Sa So

Mein Gewicht _____ kg

Bauchumfang _____ cm

Diabetiker/in?
Blutzuckerwert _____ mg/dl oder mmol/l

Start

ESSEN- UND FASTEN-INTERVALL

WANN, WAS UND WARUM HABE ICH GEGESSEN:

1 Uhr ○

2 Uhr ○

3 Uhr ○

4 Uhr ○

5 Uhr ○

6 Uhr ○

7 Uhr ○

8 Uhr ○

9 Uhr ○

10 Uhr ○

11 Uhr ○

12 Uhr ○

○ hatte echt hunger ○ hatte Stress ○ habe nur so gegessen
○ mir war langweilig ○ kann ich gar nicht richtig sagen

Wohlbefinden: ○ leeres Gefühl im Magen

○ Kopfweh ○ alles ok ○ geht so ○ _____

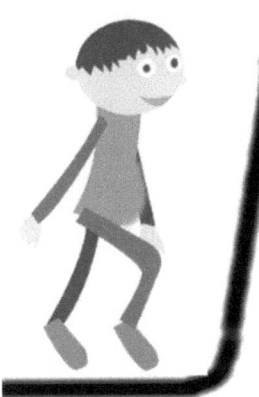

Wasser dürfen Sie rund um die Uhr trinken! Limonaden, Zero, Bier, Kaffee mit Zucker, Alkohol, usw. gehören zum Essen-Intervall. Kommt ein Hunger-gefühl, sofort ein Glas Wasser trinken!

Ziel

ESSEN- UND FASTEN-INTERVALL

WANN, WAS UND WARUM HABE ICH GEGESSEN:

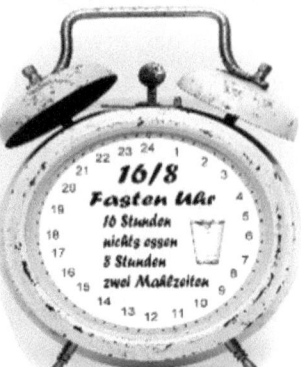

13 Uhr

14 Uhr

15 Uhr

16 Uhr

17 Uhr

18 Uhr

19 Uhr

20 Uhr

21 Uhr

22 Uhr

23 Uhr

24 Uhr

hatte echt hunger hatte Stress habe nur so gegessen
mir war langweilig kann ich gar nicht richtig sagen

<u>Wohlbefinden:</u> *leeres Gefühl im Magen*

Kopfweh *alles ok* *geht so* _____

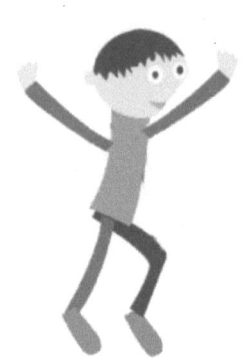

Ja, nun sind 31 Tage vergangen. Es wäre schön, wenn Sie erfolgreich gewesen sind. Wenn JA, dann könnten Sie doch diese Umstellung Ihrer neuen Essgewohnheit beibehalten. Wie bereits erklärt, Ihr gesamter Körper wird es Ihnen danken. Positiv könnten sich eine Gewichtsabnahme und bessere Blutwerte, somit auch gesündere Organe, die jetzt nicht mehr mit Fett ummantelt sind, auch auf Ihren Schlaf auswirken. Wenn nicht gerade, wie bei mir etwa, Sie aufgrund einer Behinderung sich nur wenig bewegen können, wird sich doch Ihr Wohlbefinden verbessert haben. Plötzlich passen die Klamotten wieder, der Gürtel benötigt neue Löcher. Da ich es ja beweisen kann, was sich alles positiv verändert hat, etwa auch der Blutzuckerwert, möchte ich aber auch noch darauf eingehen, wenn es nicht auf Anhieb klappt, was zu tun ist:

Das Gute vorweg: ES WIRD IM ENDEFFEKT KLAPPEN! Voraussetzungen sind natürlich keine Vorerkrankungen. Aber hier sollten Sie Rücksprache mit Ihrem Arzt halten. Und da sind dann noch die täglichen Probleme, die Stress auslösen, auch den Zuckerwert hochtreiben. Da geht mal die Waschmaschine nicht mehr, ein Brief vom Finanzamt, der Keilriemen am Auto muss gewechselt werden, und, und, und. Da habe ich gern einmal zum Schokoriegel, zur Pommes, zum Stück Kuchen oder aber zur Cola gegriffen. Natürlich ist das alles nicht richtig, aber es war so und es ist hin und wieder noch so. Aber zu 80 % halte ich mich an die 16 Stunden nichts zu essen und nur Wasser zu trinken. Wenn ich 100 % schaffe, werde ich wohl noch viele Kilos verlieren… aber die täglichen Probleme bleiben ja doch. Und trotzdem bin ich mit meinen verlorenen Kilos zufrieden. Und das gilt auch für Sie, selbst wenn Sie auch nur auf 80 % oder gar weniger kommen, jeden Tag, den Sie Ihrem Körper diese 16 Stunden geben, kann er sich erholen. Und selbst wenn Sie nicht 7 Tage pro Woche schaffen, jeder Tag hilft.

Das Wichtigste für Ihre Zukunft: Der Turbo funktioniert NUR mit Wasser als Getränk! In den 16 Stunden sollten Sie die Schlafenszeit mit einbauen. Schaffen Sie sich Hobbys an, das vertreibt die Zeit. Haben Sie ein Hungergefühl, trinken Sie so ganz nebenbei ein Glas Wasser. Nur 2 Mahlzeiten wären gut, zwischendurch keine Snacks, das macht sonst Lust auf mehr und treibt den Blutzucker. Sagen Sie Ihrem Arzt, dass Sie das 16:8-Intervallfasten durchführen, eventuell könnte eine Tabletten-Anpassung nötig sein. Viel Erfolg und eine gute Gesundheit. Und ganz wichtig: Essen Sie nicht gegen aufkommenden Stress oder gegen Ihre Schmerzen an. Suchen Sie ärztliche Hilfe!

Bei mir sind Schmerzen chronisch, das kann ich nicht ändern. Aber durch den Gewichtsverlust fühle ich mich insgesamt viel besser. Nehmen Sie mich als Beispiel, dass es trotz hin und wieder Pommes rot-weiß klappen kann und Sie wirklich langfristig abnehmen.   Uwe H. Sültz